BEI GRIN MACHT SICH IHR WISSEN BEZAHLT

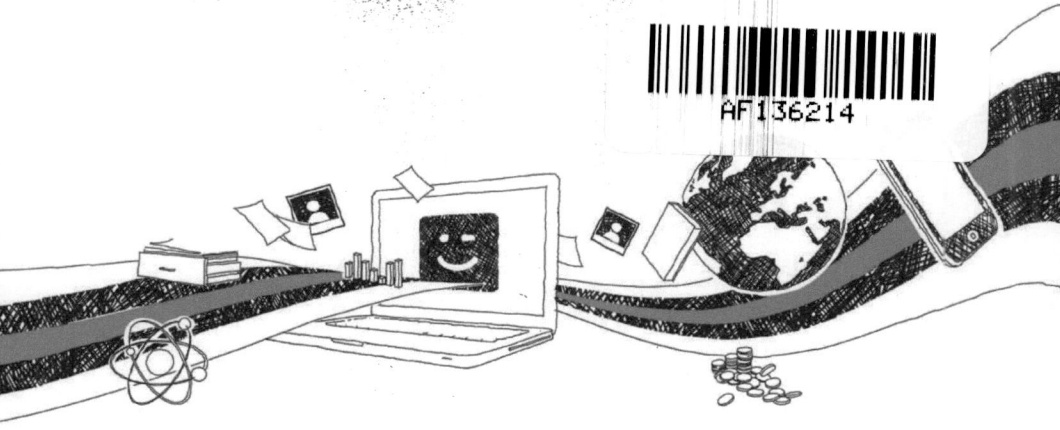

AF136214

- Wir veröffentlichen Ihre Hausarbeit,
  Bachelor- und Masterarbeit

- Ihr eigenes eBook und Buch -
  weltweit in allen wichtigen Shops

- Verdienen Sie an jedem Verkauf

Jetzt bei www.GRIN.com hochladen
und kostenlos publizieren

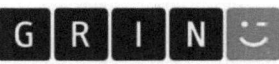

Soziale Netzwerke im Kontext gesundheitlicher Ungleichheit bei älteren Menschen

Friederike Riesch

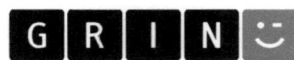

Bibliografische Information der Deutschen Nationalbibliothek:

Die Deutsche Nationalbibliothek verzeichnet diese Publikation in der Deutschen Nationalbibliografie; detaillierte bibliografische Daten sind im Internet über http://dnb.d-nb.de abrufbar.

ISBN: 9783346537010
Dieses Buch ist auch als E-Book erhältlich.

Druck und Bindung: Books on Demand GmbH, Norderstedt Germany
Gedruckt auf säurefreiem Papier aus verantwortungsvollen Quellen

Das vorliegende Werk wurde sorgfältig erarbeitet. Dennoch übernehmen Autoren und Verlag für die Richtigkeit von Angaben, Hinweisen, Links und Ratschlägen sowie eventuelle Druckfehler keine Haftung.

Das Buch bei GRIN: https://www.grin.com/document/1150705

Hochschule für Wirtschaft und Gesellschaft Ludwigshafen

Fachbereich IV, Pflegepädagogik B.A.

Entwicklung und Stand der Pflegewissenschaft

Hausarbeit zum Thema:

Die Umsetzung der Selbstpflegedefizittheorie von Dorothea Orem im Rahmen des Pflegeprozesses bei Frühgeborenen unter besonderer Berücksichtigung der Dependenzpflege

Vorgelegt von:

Friederike Riesch

Fachsemester: 2, Wintersemester 2020/21

Abgabedatum: 1. Februar 2021

Inhaltsverzeichnis

1 Einleitung

Jede Pflegetheorie ist Ausdruck pflegerischen Wissens und von großer Bedeutung im Professionalisierungsprozess des Berufs. Sie regen zu neuen Forschungen an und leisten dabei einen Beitrag zur Weiterentwicklung der Pflege (vgl. Lauber 2018, 88). Pflegetheorien dienen der strukturierten Darstellung von Phänomenen, sie beschreiben pflegerisches Handeln und die Rolle der Pflegeperson in Bezug auf den Heilungsprozess des zu Pflegenden. Dabei werden verschiedene Annahmen aus unterschiedlicher Sichtweise gebündelt und zusammengefasst, es entsteht eine wissenschaftliche Grundlage für pflegerisches Handeln (vgl. Nowak 2019, 68). Damit wird „die Effektivität der professionellen Pflege und die Verantwortlichkeit für Pflegehandlungen gewährleistet" (Dennis 2001, 21).

Neben zahlreichen Pflegetheorien, welche die Pflegepraxis heute noch begleiten, ist die Selbstpflegedefizit-Theorie der amerikanischen Pflegewissenschaftlerin Dorothea Orem besonders hervorzuheben. Die Theorie fordert die Pflegefachkräfte dazu auf, gut überdachte Entscheidungen zu treffen und ihre Beziehung zum Pflegeempfänger neu zu überdenken. Sie müssen sich von ihrer alltäglichen Routine distanzieren, indem sie dem Patienten und seinen Angehörigen mehr Mitspracherecht am Pflegeprozess einräumen um eine individuellere Pflege zu ermöglichen (vgl. Cavanagh 1997, 13). Orem hatte bei der Entwicklung ihrer Theorie stets die Verbesserung der Pflege zum Ziel (vgl. Cavanagh 1997, 19f.). „Aus ethischen, rechtlichen und professionellen Gründen ist es heute wichtig, daß [!] Pflegefachkräfte sorgfältig abwägen, wie sie die Pflege planen, durchführen und schließlich evaluieren wollen" (Cavanagh 1997, 13). Bei der Entwicklung der Selbstpflegedefizittheorie stellte Orem sich die Fragen, was Pflegekräfte tun, warum sie es tun und was das Ergebnis ihres Handelns ist (vgl. Lauber 2018, 105). Indem sie in den Pflegeprozess integriert wird, lässt sich die Pflegetheorie sehr gut in die Praxis adaptieren.

In der folgenden Ausführung wird nun die Frage erläutert, inwiefern die Theorie im Rahmen des Pflegeprozesses bei der Pflege von Frühgeborenen umgesetzt und angewendet werden kann. Insbesondere erfolgt die Analyse unter Berücksichtigung der Dependenzpflege, die Eltern für ihre frühgeborenen Kinder leisten. Dabei wird in einem ersten Schritt ein Überblick über die Selbstpflegedefizit-Theorie gegeben, in dem wichtige Fachbegriffe erläutert und in Zusammenhang gesetzt werden. Der zweite Teil umfasst die Anwendung der Theorie bei Frühgeborenen anhand eines Fallbeispiels. Es soll den Transfer von der Theorie in die Praxis verdeutlichen und anschaulich darstellen. Hierbei wird die Dependenzpflege besonders berücksichtigt, denn sie steht zum einen in direktem Zusammenhang mit den vorrangigen Selbstpflegedefiziten des Frühgeborenen, zum anderen spielen die Kompetenzen und Probleme der Eltern in der Gesundheits-

und Kinderkrankenpflege eine wichtige Rolle, auch sie müssen als Teil des Pflegeprozesses berücksichtigt und behandelt werden. Dependenzpflegedefizite der Eltern zu erkennen, ihnen den Erwerb von Kompetenzen zu ermöglichen und die Probleme von Dependenzpflegenden zu beachten sind im Rahmen eines Pflegesystems wichtige Aufgaben der Pflegefachkräfte (vgl. Cavanagh 1997, 40f.).

Aus Gründen der besseren Leserlichkeit wird in der Hausarbeit das generische Maskulinum verwendet.

2 Die Pflegetheorie nach Dorothea Orem

2.1 Theorie der Selbstpflege/Dependenzpflege

Der Pflegetheorie von Orem liegt ein besonderes Menschenbild zugrunde. Sie beschreibt Selbstpflege als erlernte Eigenschaft, die kontinuierlich ausgeführt werden muss und die jeder Mensch, der gesund ist, selbst bezieht. Zur Erfüllung der Selbstpflege und Lösung bei aufgetretenen Problemen eignet sich der Mensch Kompetenzen an. Bei Einschränkungen wird die Pflege durch außenstehende Personen, darunter zählen Angehörige und Pflegefachkräfte, erforderlich. Orem geht von einer aktiv handelnden Person aus und distanziert sich vom passiven Pflegeempfänger (vgl. Cavanagh 1997, 10). Ihre Pflegetheorie wird damit zu den Bedürfnistheorien, in der sich Pflege an den Bedürfnissen des Patienten orientiert, gezählt (vgl. Nowak 2019, 69).

Grundgedanke der Theorie ist, dass der Mensch grundsätzlich danach strebt, seinen Bedarf an Selbstpflege selbst zu decken, er seinen Gesundheitszustand kennt und danach handeln kann (vgl. Cavanagh 1997, 37). Durch die Selbstpflegehandlungen hat der Mensch zum Ziel, seinen Gesundheitszustand und sein Wohlbefinden zu fördern und aufrechtzuerhalten (vgl. Dennis 2001, 27).

Selbstpflege beschreibt also die Fähigkeit des Einzelnen, seinen zum Leben benötigten Aktivitäten selbst nachzukommen und seine Selbstpflegeerfordernisse zu erfüllen (vgl. Cavanagh 1997, 20f.). Grundlegende Bedingungsfaktoren beeinflussen dabei sowohl die Selbstpflegeerfordernisse als auch die Handlungen. Darunter zählen Merkmale wie Alter, Geschlecht, Kultur, Entwicklungs- und Gesundheitszustand, aber auch die Lebensstrukturen und das Familiensystem (vgl. Dennis 2001, 28). Selbstpflege erfolgt immer zielgerichtet, bewusst und ist erlernt (vgl. Dennis 2001, 62).

Selbstpflegeerfordernisse dienen als Grundlage und Ziel von Selbstpflege. Sie spielen zur Einschätzung eines Patienten eine entscheidende Rolle und sind „unabhängig von Gesundheitszustand, Alter, Entwicklungsstadium oder Umgebung eines Patienten" (Cavanagh 1997, 22) zu betrachten. Dabei werden universelle, entwicklungsbedingte und krankheitsbedingte Selbstpflegeerfordernisse unterschieden. Die universellen Selbstpflegeerfordernisse treffen auf alle Menschen zu. Darunter zählen unter anderem Faktoren wie die ausreichende Zufuhr von Luft, Wasser und Nahrung (vgl. Cavanagh 1997, 23).

Entwicklungsbedingte Selbstpflegeerfordernisse beziehen sich auf das Entwicklungsstadium. Sie beinhalten die Förderung der menschlichen Entwicklung und verändern bzw. entwickeln sich je nach Entwicklungsstadium weiter. Darunter zählen auch Frühgeborene und hypotrophe Neugeborene. In jedem der Entwicklungsstadien müssen sowohl die universellen als auch die Anforderungen an die entwicklungsbedingten Selbstpflegeerfordernisse betrachtet werden. Äußere Bedingungen haben dabei Einfluss auf die Entwicklung, so spielt zum Beispiel das Verhalten während der Schwangerschaft eine große Rolle bei der Entwicklung des Neugeborenen (vgl. Cavanagh 1997, 25ff.). Zu den größten Risikofaktoren einer Schwangerschaftskomplikation zählen medizinische Komplikationen, Drogenkonsum, darunter zählt rauchen und Alkoholkonsum, sowie Vaginalinfektionen (vgl. Friese et al. 2000, 120). Ebenso können soziale Gegebenheiten, darunter zählen Bildung, Arbeit, Lebensbedingungen, dazu führen, dass die Anforderung für die individuelle Selbstpflegekompetenz erhöht wird. Der Fokus in dieser Hausarbeit liegt auf der intrauterinen Lebensphase mit der Geburt und der darauffolgenden neonatalen Lebensphase (vgl. Cavanagh 1997, 25ff.).

Krankheitsbedingte Selbstpflegeerfordernisse erscheinen infolge von Veränderungen des Gesundheitszustandes durch Krankheit, Verletzungen oder Behinderungen. Dann entstehen zusätzliche Anforderungen, wie sich um medizinische Hilfe bemühen, die Folgen einer Krankheit einzuschätzen, medizinisch verordnete Maßnahmen durchzuführen sowie sich an die Auswirkungen der Krankheit anzupassen (vgl. Cavanagh 1997, 28f.). Internationalen Statistiken zufolge kommt es in Folge von Frühgeburtlichkeit häufig zu sensoneuronalen Behinderungen, intellektuellen Defiziten, sowie Sprach- und Sehstörungen (vgl. Friese et al. 2000, 379f.). Der Mensch wird dazu aufgefordert, sich Hilfe zu holen, wenn die eigenen Selbstpflegerfordernisse nicht mehr befriedigt werden können (vgl. Cavanagh 1997, 28f.).

All diese Erfordernisse müssen jedoch miteinander betrachtet werden. Probleme in einem der Bereiche können lebensbedrohlich werden. Ebenfalls muss die Balance von Selbstpflegefähigkeiten und Selbstpflegeerfordernisse gehalten werden (vgl. Cavanagh 1997, 23ff.).

Ein besonders wichtiger Aspekt dieser Theorie ist die Kompetenz, Abhängige zu pflegen, in anderen Recherchequellen auch als Dependenzpflege beschrieben. Primär findet die Dependenzpflege ohne professionelle Pflegefachkräfte statt, hier werden einige oder alle Selbstpflegeerfordernisse durch einen Stellvertreter übernommen. Stoßen die

Stellvertreter an ihre Grenzen, bedarf es dem Einsatz von Pflegefachkräften, die dabei ihre Pflegekompetenz einsetzen (vgl. Cavanagh 1997, 36). Pflegekompetenzen bestehen aus „erlernten, erworbenen Befähigungen zum bewussten Handeln in der professionellen Pflege" (Dennis 2001, 122).

Dependenzpflege ist das Handeln für den Dependenzpflege-Rezipienten zur Erfüllung seiner Selbstpflegeerfordernisse. Ziel ist die „Förderung und Erhaltung lebenswichtiger und entwicklungsbezogener Prozesse" (Dennis 2001, 27) und die Gesundheitsförderung der zu pflegenden Personen. Klassisches Beispiel ist die Dependenzpflege, die Eltern für ihre Kinder leisten. Im Idealfall zielt hier die Dependenzpflege darauf ab, später zur Selbstpflege zu führen, indem das noch abhängige Kind zunehmend mehr Selbstpflegekompetenzen erlangt und ausbildet (vgl. Dennis 2001, 113).

Um Dependenzpflege leisten zu können, müssen Dependenzpflegekompetenzen zur Erfüllung der Selbstpflegeerfordernisse der abhängigen Person erworben werden (vgl. Dennis 2001, 30f.). Ein Dependenzpflegedefizit liegt dann vor, wenn die Selbstpflegeerfordernisse des Dependenzpflege-Rezipienten nicht ausreichend durch die Dependenzpflegekompetenz des Dependenzpflege-Handelnden kompensiert werden können (vgl. Dennis 2001, 117). Bei Frühgeborenen hat die Dependenzpflege zum Ziel, zeitlich begrenzt zu sein. Es ist jedoch abhängig vom Outcome des Frühgeborenen.

Diese erste Theorie beschreibt alle Grundlagen für die weiteren Teile der Theorie. Es ist nochmal zu betonen, dass das oberste Ziel der Selbstpflege das Erfüllen des therapeutischen Selbstpflegebedarfs ist. Dieser umfasst alle Selbstpflegehandlungen, die regelmäßig und kontinuierlich durchgeführt werden müssen, um den Selbstpflegeerfordernissen nachzukommen. Zur korrekten Durchführung erwirbt ein Mensch im Laufe seines Lebens Selbstpflegekompetenzen, die im folgenden Kapitel noch detaillierter erläutert werden. Befindet sich ein Mensch nicht in der Lage, seine Selbstpflegeerfordernisse zu erfüllen, so ist er auf die Hilfe anderer angewiesen. Diese Pflege nennt man Dependenzpflege.

2.2 Theorie des Selbstpflegedefizits

Um den situativen Selbstpflegebedarf zu erfüllen, bedarf es ausreichender Selbstpflegekompetenzen. Ist der situative Selbstpflegebedarf gleich oder geringer als die vorhandenen Selbstpflegekompetenzen, so besteht kein Selbstpflegedefizit (vgl. Dennis 2001, 107). Man spricht dann von einem Selbstpflegedefizit, wenn die Selbstpflegefähigkeiten des Individuums nicht mehr ausreichen, um die situativen Anforderungen (universellen und die krankheitsbedingten Selbstpflegebedürfnisse) zu kompensieren. Pflegerisches Handeln dient dann zur Unterstützung und um das Verhältnis wieder ins Gleichgewicht zu bringen (vgl. Cavanagh 1997, 34). Ein Selbstpflegedefizit kann aufgrund von Krankheit, einem emotionalen Trauma oder mangelnden entwickelten Kompetenzen zur Selbstpflege bestehen (vgl. Cavanagh 1997, 30).

Selbstpflegehandlungen dienen der Befriedigung der Selbstpflegeerfordernisse, die im vorherigen Kapitel genauer beschrieben wurden. Dieser Vorgang wird auch als therapeutischer Selbstpflegebedarf definiert. Wird der therapeutische Selbstpflegebedarf eines Menschen beschrieben, geschieht dies unter Berücksichtigung seiner „Entwicklung, Struktur und Funktionsfähigkeit" (Cavanagh 1997, 35). Um solche Selbstpflegehandlungen durchführen oder sich an der Selbstpflege beteiligen zu können, bedarf es jedoch bestimmter Selbstpflegekompetenzen, Fähigkeiten zur Durchführung der Selbstpflege, die im Laufe der Entwicklung erlernt werden müssen (vgl. Dennis 2001, 97). Grenzen der Selbstpflege erfährt ein Individuum dann, wenn die Selbstpflegekompetenzen eingeschränkt sind, ein Wissensdefizit besteht, die betroffene Person Schwierigkeiten bei der Einschätzung, wann sie Hilfe benötigt, hat oder sie körperlich, psychisch oder emotional beeinträchtigt ist (vgl. Cavanagh 1997, 38).

Dasselbe wie für das Selbstpflegedefizit gilt auch für das Dependenzpflegedefizit. Ist der situative Selbstpflegebedarf höher als die Dependenzpflegekompetenzen, so liegt ein Dependenzpflegedefizit vor (vgl. Dennis 2001, 34).

2.3   Theorie des Pflegesystems

In diesem dritten Theorieabschnitt wird die Hilfestellung erläutert, die Pflegefachkräfte in pflegerischen Situationen geben. Dabei spielt auch die Pflegekompetenz eine entscheidende Rolle. Die Aufgabe der Pflegefachkraft besteht darin, noch vorhandene Selbstpflegekompetenzen zu wahren, neue zu entwickeln und den Patienten bei seiner Selbstpflege zu unterstützen. Auf die Dependenzpflege ist dies zu adaptieren (vgl. Dennis 2001, 35).

Die Theorie von Orem unterscheidet drei Arten von Pflegesystemen, das vollständig-kompensatorische, das teilweise-kompensatorische und das unterstützend-anleitende Pflegesystem. Bevor ein Pflegesystem zum Einsatz kommen kann müssen zuvor Maßnahmen beschrieben sein, um den Selbstpflegeerfordernisse des Patienten gerecht zu werden. Ein Pflegesystem beschreibt die Art der Interaktion zwischen Pflegefachkraft und Patient (vgl. Cavanagh 1997, 48).

Befindet sich ein Patient im vollständig-kompensatorischen Pflegesystem, kann er seinen universellen Selbstpflegeerfordernissen aufgrund fehlender Selbstpflegekompetenzen nicht mehr nachkommen. Die Pflegehandlungen müssen dann komplett durch die Pflegefachkraft kompensiert werden, bis der Patient im besten Fall die Pflege wieder selbst vornehmen kann. Oberstes Ziel ist es in diesem Pflegesystem aber immer, die Fähigkeiten des Patienten zu fördern, im Idealfall bis zum Wiedererlangen der Selbstständigkeit (vgl. Cavanagh 1997, 48–51).

Im teilweise-kompensatorischen Pflegesystem sind die Selbstpflegekompetenzen des Patienten eingeschränkt. Einige Selbstpflegehandlungen kann der Patient selbst übernehmen, bei anderen kann er bei Bedarf Unterstützung durch die Pflegefachkraft erhalten (vgl. Cavanagh 1997, 51f.).

Beim unterstützend-anleitenden Pflegesystem genießt der Patient die höchste Selbstständigkeit. Er wird lediglich in seinen Entscheidungsprozessen unterstützt und erlernt mittels Anleitung neue Selbstpflegetätigkeiten (vgl. Cavanagh 1997, 52).

Pflegesysteme gelten hier nicht als weitere Eingruppierung von Patienten, sie dienen vielmehr der Orientierung und müssen dynamisch sein, das Pflegesystem kann sich mit der Zeit verändern, es muss immer an den aktuellen Gesundheitszustand angepasst werden. In diesem Rahmen ist es die Aufgabe der Pflegefachkraft zu entscheiden, wie die Pflegeziele erreicht werden können (vgl. Cavanagh 1997, 52f.).

3 Die praktische Umsetzung der Theorie im Pflegeprozess

„Der Pflegeprozess dient als Instrument zur Qualitätssicherung, um die Vorgehensweise in der Pflege bedarfsgerecht auf die individuelle Situation des Patienten abzustimmen" (Nowak 2019, 68). Indem der Pflegeprozess in der Praxis angewandt wird, ist es der Pflegefachkraft möglich, pflegerische Entscheidungen nach dem Grund für professionelle Pflege, der Art, der Rollenverteilung zwischen Pflegefachkraft und Patient und der Dauer der Pflege zu treffen. Der Pflegeprozess ist unterteilt in verschiedene Schritte, die aufeinanderfolgen, jedoch nicht immer linear verlaufen müssen. Die Anzahl der Sequenzen ist abhängig vom Autor. Dennis (2001, 147f.) beschreibt in ihrer Literatur den Pflegeprozess nach Yura und Walsh von 1988, die den Pflegeprozess in vier Schritte gliedern. Im ersten Schritt erfolgt die Einschätzung und Diagnose, gefolgt von der Planung. Nachdem im dritten Schritt geplante Maßnahmen durchgeführt werden, erfolgt im vierten und letzten Schritt die Evaluation.

Der Pflegeprozess ist auch in der Pflegetheorie von Dorothea Orem ein zentraler Bereich. Unter seiner Zuhilfenahme kann die Selbstpflegedefizittheorie in der Praxis umgesetzt werden. Nach Orems Auffassungen besteht Pflege aus praktischen Handlungen, daher bedarf es einem Transfer von der Theorie in die Praxis, sie sieht den Pflegeprozess als Vorgang, „bei dem die Pflegefachkräfte *zwischenmenschliche und soziale* [Hervorhebungen im Original] sowie *technisch-professionelle Handlungen* [Hervorhebungen im Original] vorzunehmen haben" (Cavanagh 1997, 41). Die zwischenmenschlichen und sozialen Handlungen beziehen sich dabei auf den Umgang mit dem Patienten und dessen Angehörigen und sollten möglichst über den gesamten Aufenthalt aufrechterhalten werden. Es ist von großer Bedeutung, eine Beziehung zu ihnen aufzubauen, bei gesundheitlichen Fragen helfend zu Seite stehen und eine gewisse Kontinuität in der Zusammenarbeit anzustreben. Technisch-professionelle Handlungen beschreiben die Durchführung des Pflegeprozesses (vgl. Cavanagh 1997, 41f.).

In der Pflegetheorie beschreibt Orem den Pflegeprozess in drei Schritten, der Diagnose und Verordnung, im zweiten Schritt den Entwurf und Plan und im letzten Schritt die Regulation und Kontrolle. Damit verbindet sie die letzten beiden Schritte von Yura und Walsh zu einem (vgl. Dennis 2001, 149).

Diagnostische Handlungen spiegeln die Informationssammlung wider. Die erhobenen Daten werden analysiert, es werden zum einen Selbstpflegebedarf und Selbstpflegeerfordernisse ermittelt, zum anderen Selbstpflegekompetenzen bestimmt. Mittels dieses Schritts wird überprüft, ob ein Selbstpflegedefizit, bzw. ein Dependenzpflegedefizit, vorliegt. Mithilfe der gesammelten Daten werden Pflegediagnosen definiert, die die Art, den Umfang und die Dauer der Pflegeinterventionen festlegen (vgl. Dennis 2001, 150).

In einem zweiten Schritt werden verordnende Handlungen definiert. Die Pflegekraft entscheidet hier über die Art und das Ausmaß der Pflegehandlungen. Es werden konkrete Pflegemaßnahmen geplant, um die Selbstpflegeerfordernisse erhalten zu können und den situativen Selbstpflegebedarf befriedigen zu können. Hier arbeiten Angehörige und Pflegefachkräfte eng zusammen (vgl. Cavanagh 1997, 45f.).

Ebenfalls werden Pflegesysteme bestimmt, die zeigen, wie das Engagement von Pflegefachkraft und Patient, bzw. Angehörigen, zur Ausführung der Pflegemaßnahmen gewichtet ist (vgl. Dennis 2001, 159). Zu beachten ist hierbei, die Gesundheit und Entwicklung des Patienten zu fördern, ebenso die Selbstpflegekompetenzen miteinzubeziehen (vgl. Cavanagh 1997, 46).

Nun werden im letzten Schritt die Maßnahmen umgesetzt und evaluiert. Unter Anwendung der Methoden des Helfens werden die Pflegehandlungen entweder von der Pflegefachkraft oder vom Patienten übernommen. Orem versteht darunter „Handlungen, die die gesundheitsbedingten Einschränkungen von Menschen kompensieren oder überwinden" (Lauber 2018, 108). Ziel soll die Erfüllung des situativen Selbstpflegebedarfs sein. Sodann wird die Pflege auf ihre Zielsetzung hin überprüft und von der Pflegefachkraft bewertet. Dabei ist besonders zu beachten, ob die Selbstpflegeerfordernisse alle berücksichtigt wurden, die Selbstpflegekompetenzen erhalten und das Selbstpflegedefizit beseitigt werden konnte (vgl. Dennis 2001, 160f.). Orem betont die Wichtigkeit der

Evaluation, sowohl aus Sicht der Pflegefachkraft als auch aus Sicht des Patienten. Dabei kann es auch immer wieder zu Änderungen oder Erweiterungen im Pflegeplan kommen (vgl. Cavanagh 1997, 55f.).

4 Die Pflege von Frühgeborenen

4.1 Diagnose und Verordnung

Das folgende Fallbeispiel ist angelehnt an ein Beispiel aus meiner Berufspraxis, alle Namen sind zum Schutz der Identität frei erfunden.

Luisa kommt in der 27+4 Schwangerschaftswoche als Frühgeborenes auf die Welt. Sie ist das erste Kind der Familie Sommerfall. Bei Frau Sommerfall tritt ein vorzeitiger Blasensprung mit Wehentätigkeit ein, bei einem pathologischen CTG beschließen die Gynäkologen eine sectio caesarea vorzunehmen. Nachdem sie 11 Tage auf der Intensivstation beatmet wurde, wird sie in der 29+2 Schwangerschaftswoche extubiert und kann über eine CPAP-Atemhilfe auf eine HFNC-Therapie (High-Flow-Nasenbrille) umgestellt werden. Schließlich wird sie spontan atmend und ohne Atemhilfe in der 31+5 Schwangerschaftswoche auf die Frühgeborenen-Normalstation verlegt. Die Sonografie des Schädels war unauffällig, es war zu keiner Zeit eine Hirnblutung zu erkennen. Die Lunge entwickelt sich entsprechend ihrer Frühgeburtlichkeit gut. Sie liegt im Inkubator bei 30°C mit 50% Luftfeuchtigkeit. Das Geburtsgewicht lag bei 925g, bei der Übernahme von der Intensivstation wiegt sie 1375g. Sie ist vollständig enteral aufgebaut und benötigt keine Infusionen mehr. Sie bekommt zur Unterstützung des Atemzentrums noch Atemanaleptika, sowie die Vigantolette zur Rachitisprophylaxe. Bis auf ein leichtes Apnoe-Bradykardie-Syndrom, dessen Vitalzeichenabfälle jedoch immer selbstlimitierend sind und zum aktuellen Zeitpunkt noch physiologisch, ist sie stabil. Ihr Hautkolorit ist rosig, peripher ist sie warm, die Rekapillarisierungszeit liegt bei 2 Sekunden. Die Fontanelle ist stets im Niveau. Die Lunge ist seitengleich belüftet, rege Darmgeräusche sind zu hören. Frau Sommerfall hat ausreichend Muttermilch, bisher wurde jedoch noch kein Still- oder Trinkversuch unternommen, Luisa wird ausschließlich über die Magensonde ernährt und erhält zurzeit acht Mahlzeiten pro Tag. Am Stiltupfer saugt sie zur Mundpflege schon gut. Ebenso fängt sie in den letzten Tagen an, sich immer wieder zu den Mahlzeiten zu melden. Die Diurese ist unauffällig, leidet aber immer wieder unter Blähungen und einem ausladenden Abdomen, sie entleert Stuhlgang nur mithilfe einer Bauchmassage. Während der Versorgungsrunde ist sie aufmerksam und agil, sehr zur Freude der Eltern.

Sie ist das erste Kind der Eltern, die gerade ein Haus bauen. Bis zur Klinik sind es etwa 45 Minuten mit dem Auto, weshalb sie nur einmal täglich für zwei Versorgungsrunden kommen können. Herr Sommerfall ist seit einer Woche wieder voll berufstätig, er möchte sich seinen Urlaub und die Elternzeit für die Zeit nach der Entlassung aufsparen. So kommt er meist nur am Wochenende und kurz am Abend nach der Arbeit. Beide sind noch belastet von der Situation, der plötzlichen Geburt und schon etwas hospitalisiert. Sie zeigen noch Unsicherheit im Umgang mit ihrer Tochter, sind jedoch engagiert und stellen viele Fragen. Die Eltern der Mutter wohnen im selben Ort, sind bereits berentet und bieten ihre Unterstützung an.

Auf der Intensivstation haben beide Elternteile durch die Känguru-Methode Kontakt mit ihrer Tochter aufgebaut. Ebenso wurden sie dort schon beim Wickeln angeleitet, sowie bei der Mundpflege mittels Watteträger. Dadurch, dass die Mutter häufiger und länger bei ihrer Tochter sein kann, ist sie schon deutlich sicherer im Umgang und beginnt, ihre Tochter nun schon selbstständig aus dem Inkubator zu nehmen und sie zu wickeln.

Die Intensivstation behandelte und behob bereits das universelle Selbstpflegeerfordernis von ausreichend Sauerstoffzufuhr und eigenständiger Atmung, bis auf ein paar wenige Sättigungsschwankungen ist sie stabil, durch kontinuierliches Monitoring und die Gabe der Atemanaleptika wird dies beobachtet. Das Selbstpflegeerfordernis könnte deshalb auch zu den entwicklungsbedingten Selbstpflegeerfordernissen gezählt werden, da es auf die Unreife der Lunge zurückzuführen ist. Die Lunge reift während der Fetogenese ab der 32. Schwangerschaftswoche (vgl. Blaschke 2019). Zu den weiteren universellen Selbstpflegeerfordernissen, die bei Luisa befriedigt werden müssen, zählt unter anderem die ausreichende Zufuhr von Nahrung und Flüssigkeit, was durch die Magensonde und die regelmäßigen Mahlzeiten behandelt wird. Durch die Pflegefachkräfte und die Eltern erfährt sie zudem ausreichend soziale Interaktion, aber auch voneinander abzugren-zende Schlaf- und Wachphasen, die sich zwischen der 30. und 34. Schwangerschafts-woche allmählich entwickeln (vgl. Wagner 2019, 510). Aufgrund des begrenzten Um-fangs der Arbeit beziehe ich mich im Folgenden aber nur auf einige vorrangige Erforder-nisse, die bei Luisa und ihren Eltern zu befriedigen sind.

In einem Gespräch, welches nach den Selbstpflegeerfordernissen von Luisa und ihren Eltern strukturiert wird, werden gemeinsam Kompetenzen und Defizite formuliert, auf die die Pflegeplanung aufbaut (vgl. Dennis 2001, 150).

Durch das noch fehlende Unterhautfettgewebe besteht bei Luisa die Gefahr der instabi-len Körpertemperatur und zählt zu den entwicklungsbedingten Selbstpflegeerfordernis-sen (vgl. Wagner 2019, 512). Ein krankheitsbedingtes Selbstpflegeerfordernis sind die Probleme beim Stuhlgang und das damit verbundene geblähte und ausladende Abdo-men. Dies kann aufgrund der Unreife des Darms auch als entwicklungsbedingtes Selbst-pflegedefizit angesehen werden (vgl. Wagner 2019, 518). Im weiteren Verlauf soll Luisa lernen aus der Flasche, bzw. an der Brust zu trinken. Dafür ist sie aber momentan noch zu unreif, die Kompetenz der Saug- und Schluckkoordination entwickelt sich erst ab der 33. Schwangerschaftswoche und wird daher in diesem Fall noch vernachlässigt (vgl. Hoehl 2019, 325). Da Luisa aller Wahrscheinlichkeit nach ohne Sonde nach Hause entlassen werden kann, werden die Eltern auch nicht im Sondieren angeleitet.

Selbstpflegekompetenzen sind bei Luisa noch nicht vorhanden. Sie zeigt jedoch erste Anzeichen einer Kompetenz durch das Saugen am Stiltupfer zur Mundpflege und dass sie erste Hungerzeichen aufzeigt, indem sie sich immer wieder zu den Mahlzeiten meldet. Durch die Selbstpflegerfordernisse, die jedoch aufgrund mangelnder Selbstpflegekompetenzen nicht befriedigt werden können, besteht ein Selbstpflegedefizit, wodurch nun die Pflege durch Angehörige erforderlich wird und während ihres Krankenhausaufenthalts auch durch die Pflegefachkräfte.

Demnach müssen die Dependenzpflegekompetenzen und -defizite genauer betrachtet werden. Die Eltern zeigen zwar noch Unsicherheiten, aber viel Engagement und Motivation, neue Dependenzpflegekompetenzen zu erwerben. Des Weiteren sind sie im Stande, Bedürfnisse zu äußern. Dies ist ein wichtiger Grundstein für die Dependenzpflege (vgl. Taylor und Renpenning 2013, 119). Die Mutter ist regelmäßig da, beide kümmern sich liebevoll um ihr Kind. Durch die Känguru-Methode konnten sie schon eine stabile Beziehung zu ihrer Tochter aufbauen (vgl. Wagner 2019, 522). Die Unterstützung durch die Großeltern kann ebenfalls als wichtige Ressource angesehen werden, die bei Unsicherheiten oder Ängsten helfend zur Seite stehen können. Dieser Aspekt spielt vor allem zuhause eine wichtige Rolle, wenn Luisa aus dem Krankenhaus entlassen wurde und sich die Eltern bei Fragen nicht mehr an die Pflegefachkraft wenden können.

Als zu betrachtendes Selbstpflegerfordernis in Bezug auf die Eltern ist die noch vorhandene Unsicherheit in Bezug auf die Versorgung von Luisa anzubringen, sowie die psychische Belastung durch die plötzliche und zu frühe Geburt. Dependenzpflegedefizit des Vaters ist, dass er durch seine Arbeit wenig zu den Versorgungsrunde da sein kann und somit nur geringfügig Dependenzpflegekompetenzen erwerben kann.

Anhand der beschriebenen Probleme kann die Pflegekraft nun den situativen Selbstpflegebedarf ermitteln, daraus ergibt sich ebenfalls der Dependenzpflegebedarf (vgl. Taylor und Renpenning 2013, 116).

4.2 Entwurf und Plan

Nachdem die Pflegefachkraft nun den situativen Selbstpflegebedarf bestimmt hat müssen zu den beschriebenen Problemen Ziele und geeignete Maßnahmen geplant werden. Damit die Temperatur in der Thermoneutralzone gehalten werden kann, muss die Körpertemperatur von Luisa regelmäßig kontrolliert werden und die Temperatur des

Inkubators dementsprechend reguliert und angepasst werden. Zudem muss die Art der Kleidung angepasst werden, die Eltern sollten, um einem Auskühlen vorzubeugen, die Wärmelampe bei der Versorgung einschalten und immer nur so viel Kleidung ausziehen, wie tatsächlich nötig ist (vgl. Wagner 2019, 512ff.).

Um dem geblähten Abdomen entgegenzuwirken und damit verbundenen Schmerzen vorzubeugen erfolgen bei Bedarf Bauchmassagen, ebenfalls können feucht-warme Wickel gemacht werden, die zum Stuhlgang anregen. Solange Luisa noch eine Magensonde hat kann diese offen und hoch gehängt werden, damit darüber Luft entweichen kann. Vom Legen eines Darmrohrs sollte eher abgesehen werden, da diese Maßnahme von den Eltern zuhause nicht angewendet werden kann.

Um bei der Versorgung von Luisa sicherer und selbstständiger zu werden, werden die Eltern nach den von Orem definierten Methoden des Helfens unterstützt. Ebenfalls sollen Gespräche mit einem Psychologen zur Verarbeitung angeboten werden. Dort können sie über ihre Gefühle sprechen, oft leiden sie unter Angst, Schuldgefühlen, Verzweiflung oder Hilflosigkeit (vgl. Cramer und Wingenfeld 2014, 8).

Die Pflegekraft hat die Selbstständigkeit der Eltern in der Dependenzpflege zum Ziel. Sie unterstützt die Eltern, Dependenzpflegekompetenzen zu entwickeln und erweitern und Dependenzpflegedefizite, soweit es ihr möglich ist, zu beheben. Da ein frühgeborenes Kind eine komplexere und aufmerksamere Versorgung benötigt, müssen viele Kompetenzen bei den Eltern noch erlernt werden. Um ausreichend Dependenzpflegekompetenzen zu erlangen, sind Fähigkeiten und Engagement für die Selbstpflege essenziell (vgl. Taylor und Renpenning 2013, 119).

Über die Einteilung in Pflegesysteme kann es der Pflegefachkraft gelingen, die Angehörigenpflege zu fördern (vgl. Buscher 2007, 246). Betrachtet man nur das Frühgeborene, ohne seine Eltern, würde sich dies den gesamten Klinikaufenthalt im vollständig-kompensatorischen Pflegesystem befinden. Luisa wäre dann als Person anzusehen, die ihre eigenen Selbstpflegebedarf nicht erfüllen kann, keine bewussten Handlungen ausführen kann und ihre Körperbewegungen nicht kontrollieren kann (vgl. Fawcett 1996, 307f.). Da es aber auch in das Aufgabengebiet einer Pflegefachkraft fällt, Eltern anzuleiten und zu begleiten, muss die Einteilung in das Pflegesystem auch auf die Eltern bezogen werden. (vgl. Taylor und Renpenning 2013, 120). „Je nach Situation kann sich ein Pflegesystem auf das Selbstpflegedefizit der abhängigen Person, den Dependenzpflegebedarf und/oder die Dependenzpflegekompetenz der verantwortlichen Person beziehen" (Taylor und Renpenning 2013, 117). Demnach müssen auch die Eltern von Luisa differenziert betrachtet werden. Zur Unterstützung und dem Austausch unter den Eltern können Fortbildungen für die Eltern angeboten werden. Hierbei findet ein kleiner theoretischer Input statt und die Eltern können dann im Anschluss praktische Übungen durchführen, um dies später bei ihrem Kind anzuwenden. Ebenso bieten viele Krankenhäuser Nachsorgen an, die von den Pflegekräften der Station übernommen wird.

Zur besseren Einschätzung, welches Pflegesystem geeignet ist, können die Methoden des Helfens, die von Orem (Orem 1991) definiert wurden, unterstützen. Diese sind wie folgt unterteilt: Handeln für den anderen; Anleitung des Anderen; physische und psychische Unterstützung des anderen; Bereitstellung und Aufrechterhaltung einer entwicklungsfördernden Umwelt, sowie Unterrichtung des anderen (vgl. Fawcett 1996, 307). Sie geben, neben der Rolle der Pflegefachkraft, gleichzeitig auch Aufschluss über die Rolle des Patienten und des Dependenzpflegehandelnden (vgl. Dennis 2001, 130).

Während sich die Mutter im teilweise kompensatorischen Pflegesystem befindet, ist der Vater noch im vollständig-kompensatorischen, auch wenn er schon auf einem guten Weg ist, weitere Kompetenzen zu erreichen und damit das teilweise-kompensatorische Pflegesystem zu erreichen. Die Mutter misst schon selbstständig die Temperatur, den Vater schreckt die Maßnahme noch ab, er schaut aber interessiert zu. Beide bekommen langsam ein Gefühl dafür, welche Temperatur für Luisa gut ist. Die Pflegekraft reguliert entsprechend der gemessenen Temperatur die Wärme im Inkubator. Um Luisa bei der Stuhlausscheidung zu unterstützen, benötigen beide Eltern noch Unterstützung. Die Mutter wird bereits beim Massieren des Bauches angeleitet, der Vater hingegen nutzt die knappe Zeit eher zur Kontaktherstellung mittels Känguru-Methode und zum Wickeln.

Folgende Methoden des Helfens werden hier angewendet: Anleitung, Unterstützung und Unterrichten. Mittels offener Kommunikation hilft die Pflegefachkraft, leitet die Eltern je nach Bedarf bei den Pflegemaßnahmen an und wirkt unterstützend. Die oben beschriebenen Pflegemaßnahmen müssen den Eltern in einem ersten Schritt gezeigt werden, dann erfolgt die Durchführung durch die Eltern im Beisein und mit Unterstützung der Pflegeperson, bis die Eltern die Maßnahmen dann schließlich selbstständig durchführen können (vgl. Schütz und Kullick 2019, 196).

Zum besseren Verständnis der Problematik, bedarf es dem vorherigen Unterrichten und Vermitteln wichtiger Hintergrundinformationen, um dann mit geeigneten Maßnahmen besser reagieren zu können. Mit dieser Methode werden dem Patienten Wissen und Fertigkeiten vermittelt (vgl. Dennis 2001, 130f.). Voraussetzung der Pflegefachkraft dafür ist ein ausreichendes Wissen und Pflegekompetenzen (vgl. Cavanagh 1997, 40). Die Eltern werden darin unterrichtet, welcher Thermoneutralbereich bei Luisa angestrebt wird und wie sie diesen beeinflussen können. Ebenfalls wäre eine Elternfortbildung zum Thema „Maßnahmen bei einem geblähten Abdomen" empfehlenswert. Zur Vermittlung von mehr Sicherheit und Selbstständigkeit bei der Versorgung von Luisa unterstützt die Pflegefachkraft „bei der Ausführung bestimmter Handlungen durch die Gewährleistung einer angemessenen körperlichen oder emotionalen Unterstützung" (Dennis 2001, 131) und sorgt für die Reduzierung von Stress und Konflikten. Externe und interne Faktoren, die zur Behinderung der erforderlichen Tätigkeiten beitragen, sind zu beachten. Die Pflegekraft, der Patient und seine Angehörigen bilden hier ein Arbeitsteam (vgl. Cavanagh 1997, 40).

4.3 Regulation und Kontrolle

In diesem Abschnitt wird immer wieder kontrolliert, ob die Umsetzung der Maßnahmen im Hinblick auf das Ziel erfolgreich sind oder waren. Wichtig ist hier, die Evaluation mit den Eltern gemeinsam durchzuführen. Dabei wird ersichtlich, ob bereits neue Dependenzpflegekompetenzen erlernt wurden und Defizite schon behoben werden konnten. Die Entwicklung der Eltern kann so festgehalten und dokumentiert werden. Es ist auch möglich, das neue Selbstpflegeerfordernisse hinzugekommen sind, diese müssen unbedingt mitberücksichtigt werden. Zusätzlich kann bei der Umsetzung der Maßnahmen, neben den Methoden des Helfens, das Modell der familienorientierten Pflege angewendet werden. Das Modell ermöglicht vor allem die Dependenzpflege noch besser in die Praxis umsetzen zu können und kann an dieser Stelle gut mit einbezogen werden.

Aufklärung und Information sind wichtige Pfeiler der familienorientierten Pflege und betrifft im vorliegenden Fallbeispiel die Eltern von Luisa. Eltern werden dabei aktiv aufgefordert, bei der Pflege des Kindes mitzuwirken und sich einzubringen. Dabei stehen bei der Zusammenarbeit zwischen Pflegeteam und Eltern zwei zentrale Aspekte im Fokus, Compliance und Adherence. Compliance kann als Therapietreue beschrieben werden, im Speziellen die „Bereitschaft und Einwilligung des Patienten bzw. der Eltern zur Behandlung" (Schütz und Kullick 2019, 192). Adherence beschreibt das Verhalten des Patienten und wie dieses mit seinem Therapieziel übereinstimmt. Indem Patienten und ihre Angehörigen sowohl passive als auch aktive Mitarbeit aufweisen, also sowohl Compliance als auch Adherence zeigen, kann die Therapie erfolgreich sein. Die Pflegekraft soll alle Beteiligten darin unterstützen, sich mit einer Krankheit auseinanderzusetzen und sie zur Mitarbeit anzuregen. Um pflegerische Maßnahmen umsetzen zu können, muss die Pflegekraft die Familien anleiten und beraten, Aufgaben, die auch Orem in den Methoden des Helfens beschreibt (vgl. Schütz und Kullick 2019, 192).

Auf das Fallbeispiel angewendet, ließen sich deutliche Fortschritte von Luisa und ihren Eltern feststellen. Luisa kann schnell ins Wannenbett gelegt werden und die Eltern verfügen über die Kompetenz, die Temperatur selbst einzuschätzen und sie durch passende Kleidung oder Decken zu regulieren. Ebenfalls machen die Eltern zu jeder Runde eine kurze Bauchmassage, mithilfe dieser setzt Luisa nun regelmäßig Stuhlgang ab. Auch der Vater ist darin mittlerweile sicher und beteiligt sich aktiver an der Versorgung seiner Tochter. Das Abdomen ist zeitweise noch gebläht, was Luisa aber nicht weiter zu stören scheint. Sie befinden sich nun beide im unterstützend erzieherischen Pflegesystem.

Die Unsicherheit der Eltern besteht weiterhin, können sich aber beide gut gegenseitig unterstützen. Sie möchten bald nach Hause gehen, haben regelmäßig Kontakt zu ihrer Hebamme, nehmen das Nachsorgeangebot der Station an und bekommen Unterstützung durch die Großeltern.

Luisa kann in der 36+2 Schwangerschaftswoche nach Hause entlassen werden, sie trinkt selbstständig ad libitum, entwickelt sich prächtig und nimmt gut zu.

5 Fazit

Die Erhebung des Selbstpflegebedarfs dient der besseren Darstellung von Kompetenzen und Defiziten, wodurch eine gezieltere und differenziertere Pflege möglich wird. Es eignet sich insbesondere unter Anwendung der Dependenzpflege in Bezug auf die Angehörigenarbeit, die in der Kinderkrankenpflege von großer Bedeutung ist. Frühgeborene sind angewiesen auf die Pflege Dritter, in den meisten Fällen ihrer Eltern. So ist es unabdingbar, die Angehörigen nach einem bestimmten Konzept zu integrieren. Orem stellt in ihrer Theorie ebenfalls die Bedeutsamkeit der Evaluation, unter Einbeziehen des Patienten und der Angehörigen, fest. Nur so kann gute Pflege gelingen. Die Dynamik des Modells ermöglicht es, auf neue Gegebenheiten schnell reagieren zu können (vgl. Cavanagh 1997, 60). Gleichzeitig hebt die Theorie durch den Aspekt der Dependenzpflege deutlich hervor, wie wichtig es bei der Pflege von Kindern ist, die Probleme der Eltern aufzunehmen und die Pflegekompetenzen dieser zu stärken (vgl. Cramer und Wingenfeld 2014, 6).

Kritiker bemängeln die fehlende Strukturvorgabe, was der Anwendung sehr viel Spielraum lasse (vgl. Cavanagh 1997, 60), auch mangelte es an Rücksicht auf kulturelle und politische Gegebenheiten (vgl. Cavanagh 1997, 11).

Es lässt sich aber zusammenfassen, dass die Theorie einen guten Rahmen bietet, um die Dependenzpflege von Eltern frühgeborener Kinder darzustellen und eine gute und stabile Begleitung seitens der professionellen Pflege anzubieten. Die Theorie lässt sich sehr schön mit dem Pflegeprozess verbinden, durch ihren Aufbau werden sowohl Selbstpflege-, als auch Dependenzpflegekompetenzen fokussiert und sind maßgeblich für die Planung der Maßnahmen und die Einteilung in Pflegesysteme. Anhand des Fallbeispiels ließ sich sehr gut darstellen, wie Eltern darin unterstützt werden können, Dependenzpflegekompetenzen zu erlernen und zu erweitern. Durch die wiederkehrenden

Evaluationen, bei denen Angehörigen viel Mitsprache angeboten wird (vgl. Cavanagh 1997, 13), kann das Dependenzpflegesystem immer wieder neu angepasst werden und die Pflegehandlungen, sowie die Methoden des Helfens darauf abgestimmt werden. Ebenfalls konnte damit gut dargestellt werden, wie die Pflegetheorie in der Praxis abgebildet und umgesetzt werden kann. Auch kann man anhand dieses Fallbeispiels gut erkennen, wann Dependenzpflege nötig wird, nämlich wenn ein Selbstpflegedefizit aufgrund fehlender Selbstpflegekompetenzen nicht mehr ausgeglichen werden kann. Es konnte gut dargestellt werden, wie Kompetenzen und Ressourcen des Patienten, bzw. der Angehörigen, mit einbezogen werden konnten und das Erreichen des unterstützend-anleitenden Pflegesystem zielführend war für die Entlassung nach Hause.

Folglich ist die Selbstpflegedefizittheorie von Dorothea Orem ein gutes Modell, welches auf einer Frühgeborenenstation angewendet werden und zur Ergänzung des Pflegeprozesses beitragen kann.

6 Literaturverzeichnis

Blaschke, Jannik (2019). Fetogenese. DocCheck Medical Services GmbH. Online verfügbar unter https://flexikon.doccheck.com/de/Fetogenese (abgerufen am 14.01.2021).

Buscher, Ines (2007). Theoriegeleiteter Pflegeprozess nach Orem - Protokoll einer Umsetzung:. Den situativen Selbstpflegebedarf aufdecken. Pflegezeitschrift 60 (5), 246–249.

Cavanagh, Stephen J. (1997). Pflege nach Orem. 2. Aufl. Freiburg im Breisgau, Lambertus.

Cramer, Henning/Wingenfeld, Klaus (2014). Die Einschätzung des pflegerischen Unterstützungsbedarfs kranker Kinder und ihrer Eltern. Bielefeld.

Dennis, Connie M. (2001). Dorothea Orem. Selbstpflege- und Selbstpflegedefizit-Theorie. Bern, Huber.

Fawcett, Jacqueline (1996). Pflegemodelle im Überblick. Bern, Hans Huber.

Friese, Klaus/Plath, Christian/Briese, Volker (Hg.) (2000). Frühgeburt und Frühgeborenes. Eine interdisziplinäre Aufgabe. Berlin, Springer.

Hoehl, Mechthild (2019). Essen und Trinken. In: Mechthild Hoehl/Petra Kullick (Hg.). Gesundheits- und Kinderkrankenpflege. 5. Aufl. Stuttgart, Thieme, 324–363.

Lauber, Annette (2018). Grundlagen beruflicher Pflege. 4. Aufl. Stuttgart/New York, Georg Thieme Verlag.

Nowak, Diana (2019). Qualitätssicherung in der Pflege. In: Mechthild Hoehl/Petra Kullick (Hg.). Gesundheits- und Kinderkrankenpflege. 5. Aufl. Stuttgart, Thieme, 54–79.

Orem, Dorothea (1991). Nursing: Concepts of practice. 4. Aufl. St. Louis, CV Mosby.

Schütz, Daniela/Kullick, Petra (2019). Familienorientierte Pflege und Betreuung. In: Mechthild Hoehl/Petra Kullick (Hg.). Gesundheits- und Kinderkrankenpflege. 5. Aufl. Stuttgart, Thieme, 188–203.

Taylor, Susan Gebhardt/Renpenning, Katherine (Hg.) (2013). Selbstpflege. Wissenschaft, Pflegetheorie und evidenzbasierte Praxis. Bern, Huber.

Wagner, Eva-Maria (2019). Pflege von Frühgeborenen. In: Mechthild Hoehl/Petra Kullick (Hg.). Gesundheits- und Kinderkrankenpflege. 5. Aufl. Stuttgart, Thieme, 510–525.

7 Anhang

7.1 Pflegeplanung für Luisa nach Dorothea Orem (*SPE: Selbstpflegeerfordernis)

Universelle SPE*	Selbstpflegekompetenz Dependenzpflegedefizit	Selbstpflegekompetenz Dependenzpflegekompetenz	Ziele	Maßnahmen
Ausreichende O₂-Zufuhr	Sättigungsschwankungen	Selbstständige Atmung	Stabile SpO₂-Werte >90% Effektive Atmung	Monitorüberwachung Atemanaleptika
Ausreichende Flüssigkeits- und Nährstoffzufuhr		Meldet sich zu den Mahlzeiten Saugt am Stilltupfer	Trinkt selbstständig	Ernährung über Magensonde Mundpflege Trinktraining mit Flasche oder stillen
Versorgung bei Ausscheidungsprozessen	Entwicklungs-/ altersbedingte mangelnde Kontrolle der Ausscheidung	Eltern wickeln selbstständig	Intaktes Gesäß Langfristiges Ziel: keine Windeln	Körperhygiene Regelmäßig Windeln wechseln
Ausgleich zwischen Aktivität und Ruhe; Alleinsein und sozialer Interaktion	Unphysiologische Umgebung		Schlafphasen gewähren	Optimal Handling Physiotherapie
Entwicklungsbedingte SPE				
Physiologische Körpertemperatur	Fehlendes Unterhautfettgewebe	Eltern kennen die Thermoneutralzone und können rektal die Temperatur messen	Kann Temperatur selbst halten	Regelmäßige Temperaturkontrollen Regulation im Inkubator/Wärmebett
Komplikationslose Abheilung des Nabels	Infektionsgefahr		Keine Komplikationen bei der Abheilung	Beobachtung des Nabelgrunds Ggf. Desinfektion mit Octenisept
Krankheitsbedingte SPE				
Weiches, flaches Abdomen	Unreifer Darm Gefahr der NEC	Eltern können neue Fähigkeiten erlernen	Weiches Abdomen Schmerzlinderung	Bauchmassage Feucht-warmer Wickel Magensonde offen und hoch
SPE der Eltern				
Selbstständigkeit beim Stillen			Selbstständiges Anlegen	Stillanleitung
Sicherheit und Selbstständigkeit bei der Versorgung	Soziales Umfeld (Großeltern) Engagement und Motivation		Selbstständigkeit fördern	Betreuung nach den Methoden des Helfens Familienorientierte Pflege
Verarbeitung der Frühgeburtlichkeit und des plötzlichen, vorzeitigen Endes der Schwangerschaft	Soziales Umfeld (Großeltern) Äußern Bedürfnisse		Verarbeitung	Gespräche mit ausgebildeten Personen (Psychologen)

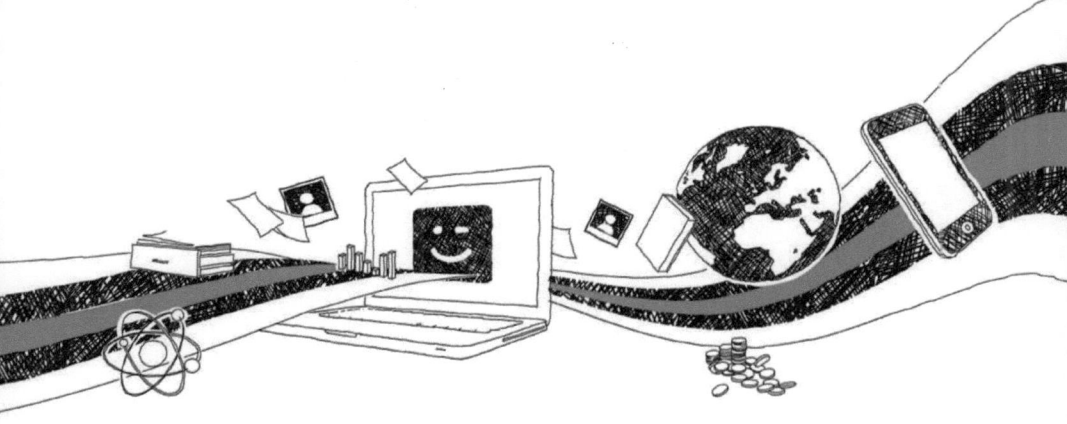
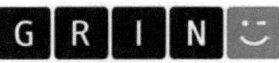